BEI GRIN MACHT SICH IHR
WISSEN BEZAHLT

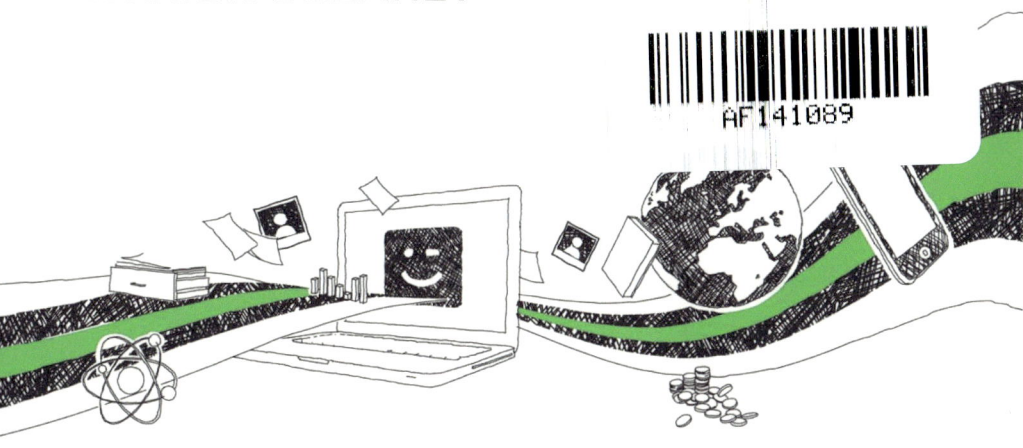

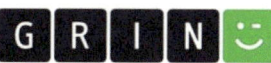

Reinhold Ballmann

Moderne Strategien der Suchtprävention - ein kurzer Überblick

GRIN Verlag

Bibliografische Information der Deutschen Nationalbibliothek:

Die Deutsche Bibliothek verzeichnet diese Publikation in der Deutschen National-
bibliografie; detaillierte bibliografische Daten sind im Internet über http://dnb.d-
nb.de/ abrufbar.

Dieses Werk sowie alle darin enthaltenen einzelnen Beiträge und Abbildungen
sind urheberrechtlich geschützt. Jede Verwertung, die nicht ausdrücklich vom
Urheberrechtsschutz zugelassen ist, bedarf der vorherigen Zustimmung des Verla-
ges. Das gilt insbesondere für Vervielfältigungen, Bearbeitungen, Übersetzungen,
Mikroverfilmungen, Auswertungen durch Datenbanken und für die Einspeicherung
und Verarbeitung in elektronische Systeme. Alle Rechte, auch die des auszugsweisen
Nachdrucks, der fotomechanischen Wiedergabe (einschließlich Mikrokopie) sowie
der Auswertung durch Datenbanken oder ähnliche Einrichtungen, vorbehalten.

Impressum:

Copyright © 2000 GRIN Verlag GmbH
Druck und Bindung: Books on Demand GmbH, Norderstedt Germany
ISBN: 978-3-638-92806-9

Dieses Buch bei GRIN:

http://www.grin.com/de/e-book/16183/moderne-strategien-der-suchtpraevention-
ein-kurzer-ueberblick

GRIN - Your knowledge has value

Der GRIN Verlag publiziert seit 1998 wissenschaftliche Arbeiten von Studenten, Hochschullehrern und anderen Akademikern als eBook und gedrucktes Buch. Die Verlagswebsite www.grin.com ist die ideale Plattform zur Veröffentlichung von Hausarbeiten, Abschlussarbeiten, wissenschaftlichen Aufsätzen, Dissertationen und Fachbüchern.

Besuchen Sie uns im Internet:

http://www.grin.com/

http://www.facebook.com/grincom

http://www.twitter.com/grin_com

Universität Bielefeld
Fakultät für Gesundheitswissenschaften
Weiterbildendes Fernstudium
Postfach 10 01 31

33501 Bielefeld

Essay

Moderne Strategien der Suchtprävention gehen u.a. von der Annahme aus, dass der Gebrauch von Genussmitteln in hohem Maße von den psychischen und sozialen Kompetenzen der Menschen und davon abhängt, inwieweit sie mit Anforderungen und Belastungen umgehen können. Wie müsste dieser Annahme folgend ein Programm zur Suchtprävention in einem Betrieb oder in einer anderen Einrichtung für die dort Beschäftigten gestaltet sein?

Beachten Sie, dass sich Präventionsprogramme sowohl auf das Verhalten von Menschen als auch auf die Verhältnisse richten, in denen sie leben, arbeiten, lernen. Berücksichtigen Sie weiterhin, dass die Maßnahmen dem Setting-Ansatz der Gesundheitsförderung zuzurechnen ist.

Reinhold Ballmann

1

I. Ist betriebliche Suchtprävention erforderlich?

Jeder Betrieb muss laut den vorhandenen Statistiken selbst bei konservativer Schätzung damit rechnen, dass ca. 5 % seiner Mitarbeiter behandlungsbedürftig alkoholabhängig, weitere 10 % gefährdet sind. Hinzu kommen schätzungsweise 1-2 % Medikamentenabhängige sowie eine Dunkelziffer an Drogenkonsumenten.

Der Zeitraum vom Beginn einer manifesten Suchtmittelabhängigkeit bis zum Kontakt mit adäquaten Hilfsangebotenen umfasst in der Regel mehrere Jahre. In dieser Zeit verursachen Suchtmittel sowohl beim Konsumenten als auch im privaten und betrieblichen Umfeld erhebliche Kosten und Probleme.[1]

Der jährliche Schaden, den die Sucht und ihre „Begleiter" anrichten, wird auf 50 bis 80 Milliarden DM geschätzt. Der Schaden als solcher setzt sich aus Beschaffungskriminalität, Wertschöpfungsverlust durch Morbidität und Mortalität, polizeiliche und juristische Maßnahmen, Prävention, Beratung und Behandlung zusammen, wobei die Prävention mit 25 Millionen DM den kleinsten Kostenfaktor darstellt.[2]

II. Der Betrieb – der richtige Ort für Suchtprävention?

Betriebsangehörigen stellen eine klar abgegrenzte und damit sehr konkret ansprechbare Zielgruppe dar; beschäftigte Suchtkranke weisen gegenüber Arbeitslosen eine

---

[1] Fuchs, R., Rainer, L., Rummel, M., Schönherr, U. (1998): „ Betriebliche Suchtprävention: Ein Arbeitsfeld in der Diskussion". In: Fuchs, R., Rainer, L., Rummel, M. /Hg.): „Betriebliche Suchtprävention", Verlag für angewandte Psychologie, Göttingen, S. 13 - 29
[2] Niedersächsische Landesstelle gegen die Suchtgefahren (1997): „Suchtprävention - Wirksam und das Geld wert!"

wesentlich geringere Rückfallquote auf, sodass gerade die betriebliche Suchtprävention eine besondere Wirksamkeit ermöglicht.[3]

Neben der oben erwähnten Zielgruppenspezifität gibt es für den Handlungsort „Betrieb" weitere Pluspunkte:

- das Vorhandensein von Strukturen für Informations- und Trainingsmaßnahmen und deren Nutzbarkeit;
- die Bestimmbarkeit und Durchsetzbarkeit allgemeiner und unternehmerspezifischer Ziele und Maßnahmen der Prävention durch die Arbeitgeber- und Arbeitnehmervertretungen;
- die Tatsache, dass Gesundheitsförderung im allgemeinen und Suchtprävention im besonderen zu befriedigenderen Arbeitsbedingungen, geringeren Fehlzeiten und zu höheren Leistungen führen;
- die Verbesserung des Arbeitsklimas durch eine verbesserte Kommunikation und einen ehrlicheren Umgang miteinander;
- die Sicherung der Arbeitsplätze Gefährdeter und Abhängiger; ein positives Behandlungsergebnis wird durch Weiter-/Wiederbeschäftigung und regelmäßige Arbeit gesichert
- der Arbeitsplatz spielt im Leben jedes Einzelnen sowohl zur Existenzsicherung als auch zur Lebensgestaltung und Selbstwertbestätigung eine wesentliche Rolle. [4]

Die aufgeführten Argumente machen deutlich, dass die Suchtprävention nur multidisziplinär unter besonderer Berücksichtigung der individuellen Verhaltensweisen und der Lebensverhältnisse der betroffenen Personen stattfinden kann.

In diesem Zusammenhang wird klar, dass eine scharfe Abgrenzung der Begriffe Prävention und Gesundheitsförderung – jedenfalls im Sinne eines ganzheitlichen Ansatzes der Gesundheitsförderung bzw. des Lebensweisenkonzeptes der WHO – in der Praxis nicht immer gelingt. Sowohl der ganzheitliche als auch der partizipatorische Ansatz, die beide ihren Ursprung in der Gesundheitsförderung haben, finden sich in der Prävention wieder. Damit wird offensichtlich, dass die

---

[3] Bundesarbeitsgemeinschaft für Rehabilitation (Hg.) (1996): „Arbeitshilfe für die Rehabilitation von Suchtkranken Alkohol-Drogen-Medikamente", Bundesarbeitsgemeinschaft für Rehabilitation, Frankfurt
[4] Alkohol und Medikamente am Arbeitsplatz, DAK

soziale Dimension in ein erfolgversprechendes Konzept mit einbezogen werden muss. [5]

III. Entwicklung der Suchtprävention

Betrachtet man die Entwicklung der Suchtpräventionsansätze in den letzten Jahren und Jahrzehnten, so stellt man fest, dass auch hier der ganzheitliche Ansatz der Gesundheitsförderung eingeflossen ist.

Die **klassische Suchtprävention**, der kein großer Erfolg beschieden war, beschränkte sich auf die Warnung vor Suchtmitteln und deren negativen Folgen.

Die häufigste Methode in der Gesundheitsaufklärung und Gesundheitsberatung, die **Motivation durch Sachinformation**, wurde suchtmittelspezifisch in Kombination mit Furchtappellen eingesetzt. Auch hier war keine durchschlagende Wirkung zu verzeichnen.

Die Konzepte der heutigen modernen Suchtprävention setzen sehr früh im Leben des Menschen ein und zielen auf die Vermittlung von Kompetenzen, die ihm helfen sollen, mit Belastungen positiv umzugehen und dadurch die Wahrscheinlichkeit zu verringern, dass Drogenkonsum als Bewältigungshandeln eingesetzt wird. Damit wird die Suchtprävention zu einer pädagogischen Aufgabe. [6]

IV. Grundlagen und Ursachen von Süchten

Abhängiges Verhalten ist durch einen Teufelskreis gekennzeichnet: Durch den Konsum von Alkohol, Drogen oder Medikamenten wird eine unbefriedigende und als unerträglich erlebte Situation scheinbar verbessert. Lässt die Wirkung der Substanz aber nach, kommt es im wahrsten Sinne des Wortes zu einer "Ernüchterung", denn die Person muss feststellen, dass sich ihre Situation nicht wirklich verändert hat. Oft erscheint sie sogar noch unerträglicher, so dass der Betroffene jetzt erst recht die Substanz "braucht", um der Situation zu entfliehen.

[5] Gerber, U. und Stünzner, W.v.: „Einführung in die Gesundheitswissenschaften: 1.Studientext des Weiterbildenden Fernstudiums Angewandte Gesundheitswissenschaften", Bielefeld, Magdeburg, 1999.
[6] Gerber, U. und Stünzner, W.v.: „Einführung in die Gesundheitswissenschaften: 1.Studientext des Weiterbildenden Fernstudiums Angewandte Gesundheitswissenschaften", Bielefeld, Magdeburg, 1999.

Für die Entstehung und Entwicklung einer Abhängigkeit oder Sucht wird das Zusammenwirken verschiedener Faktoren angenommen:

- Die Droge:

Ob sich eine Abhängigkeit entwickelt, hängt u. a. von bestimmten Merkmalen der Substanz ab. Zum einen ist entscheidend, wie leicht **verfügbar** sie ist (dabei darf aber der "**Reiz des Verbotenen**" gerade bei weichen Drogen nicht außer acht gelassen werden). Darüber hinaus spielt die **Wirkung** der jeweiligen Substanz eine wichtige Rolle. Alkoholkonsum führt zur Enthemmung und Angstlösung, Medikamente beruhigen oder lindern Schmerzen. Ein weiteres einflussreiches Merkmal der Substanz ist ihr **Abhängigkeitspotential**, das heißt, wie leicht sie zu psychischer oder körperlicher Abhängigkeit führt.

- Das Individuum:

Das Individuum stellt folgende Faktoren der Abhängigkeit: Selbstunsicherheit und Komplexe, Spaß an Verbotenem und Risiko, Langeweile, Beeinflussbarkeit, Problemverdrängung, Leistungssteigerung, Kontaktstörungen und Geltungsdrang. Diese Faktoren führen in Kombination mit der Drogenwirkung dazu, dass Abhängigkeit geradezu erlernt wird. Es konnte auch nachgewiesen werden, dass Personen, die nur schwer mit Frustrationen umgehen können und die keine angemessenen Strategien entwickelt haben, mit Konflikten umzugehen, ein erhöhtes Abhängigkeitsrisiko haben. Genetische Faktoren scheinen ebenfalls beteiligt zu sein.

- Situation und soziales Umfeld:

Die Umwelt übt auf verschiedenen Ebenen Einfluss auf die Entstehung von Abhängigkeit aus. So ist beispielsweise in unserer Gesellschaft Alkoholkonsum nicht nur toleriert, sondern gehört fast schon zum Alltag. In anderen Kreisen glt z.B. Kokain als chic. Auch ideologische Faktoren spielen eine Rolle: in der Hippie-Bewegung gehörte Haschisch zum Lebensgefühl.[7]

---

[7] http://www.medicine-worldwide.de/krankheiten/psychische_krankheiten/sucht.html

V. Ziele der betrieblicher Suchtprävention

Übergreifendes Ziel aller betrieblichen Suchtpräventionsprogramme ist es, mit Sucht-mittelkonsum verbundene Probleme wie Leistungsminderung, Arbeitspflichtverlet-zung, Fehlzeiten, Unfälle und Reibungsverluste durch innerbetriebliche Auseinander-setzung offensiv anzugehen und einer Lösung zuzuführen. Gleichzeitig werden sol-che Programme als Bestandteil betrieblicher Fürsorge für Mitarbeiter verstanden, die auf diese Weise vor gesundheitlichen Schäden bewahrt werden sollen. Konzeptionell werden letztendlich alle Mitarbeiter angesprochen. [8]

VI. Maßnahmen und Methoden der Suchtprävention

Das im folgenden beschriebene Konzept ist in der Sekundärprävention anzusiedeln und bedingt ein aktives Zugehen entsprechenden Personals auf den Patienten:[9]
Bei den beschriebenen Maßnahmen handelt es sich um verhaltenspräventive Maß-nahmen, die sich an die Bevölkerung richten, mit dem Ziel der Veränderung gesund-heitsgefährdenden Verhaltens. Methoden zum Erreichen dieses Zieles sind u.a. Ge-sundheitliche Aufklärung, Gesundheitserziehung und Gesundheitsberatung.[10]

1. Konzept einer betrieblichen Suchtprävention

Kernbestandteil des Konzeptes ist der betriebliche Arbeitskreis „Sucht". Besetzt mit Entscheidungsträgern aus Personalleitung, Mitbestimmungsgremien und kompeten-ten Fachleuten z.B. aus Arbeitsmedizin, Sozialbetreuung, Arbeitssicherheit etc. ana-lysiert er die Lage, trifft Entscheidungen über das zu erreichende Ziel und stimmt Maßnahmen zur Zielerreichung ab.
Daraus ergeben sich die vier Säulen des Konzeptes:

- primärpräventive Maßnahmen im Betrieb
- Aufbau eines niedrigschwelligen betrieblichen Hilfesystems

---

[8] Fuchs, R., Rainer, L., Rummel, M., Schönherr, U. (1998): „ Betriebliche Suchtprävention: Ein Arbeitsfeld in der Diskussion". In: Fuchs, R., Rainer, L., Rummel, M. /Hg.): „Betriebliche Suchtprävention", Verlag für angewandte Psychologie, Göttingen, S. 13 - 29
[9] John, U. (2000): „Riskanter Konsum, Missbrauch und Abhängigkeit von psychotropen Substanzen". In: Schwartz, F.W., Badura, B., Leidl, R., Raspe, H., Siegrist, J. (Hg.): „Das Public Health Buch". Urban & Fischer, München, Jena, S. 476 - 484
[10] Gerber, U. und Stünzner, W.v.: „Einführung in die Gesundheitswissenschaften: 1.Studientext des Weiterbildenden Fernstudiums Angewandte Gesundheitswissenschaften", Bielefeld, Magdeburg, 1999.

- Beeinflussung der Führungs- und Kommunikationskultur
- Qualitätssicherung und Öffentlichkeitsarbeit

a. Primärpräventive Maßnahmen im Betrieb

Denkbare Maßnahmen sind hier:
- Beeinflussung der Griffnähe
    o Verfügbarkeit von Suchtmitteln einschränken
    o Gebote sind besser als Verbote
- Arbeitsgestaltungsmaßnahmen
    o Maßnahmen zur Verbesserung des Betriebsklimas
    o Übertragung von Verantwortung und damit Stärkung des Selbstwertgefühl
- Aufklärungsmaßnahmen
    o suchtmittelunspezifische Informationen
    o Schulungen für Beschäftigte

b. Aufbau eines niedrigschwelligen betrieblichen Hilfesystems

Wesentliche Punkte sind hier:
- professionelle Sozial- bzw. Suchtberatung
- Bestellung und Qualifizierung nebenamtlicher Suchtkrankenhelfer
- Kooperation mit externen Beratungs- und Therapieeinrichtungen
- Beratung und Unterstützung von Vorgesetzten

c. Beeinflussung der Führungs- und Kommunikationskultur

Führungskräfte müssen als wichtigste Zielgruppe für Schulungsmaßnahmen ange-
sehen werden. Zum einen haben sie eine Fürsorgepflicht gegenüber den Beschäftigten, zum anderen haben sie einen nicht zu unterschätzenden Vorbildcharakter was
Suchtmittelkonsum im Betrieb angeht. [11]

---

[11] (Pegel-Rimpel, U. (1999): Zum Stand der betrieblichen Maßnahmen in Niedersachsen. In: Niedersächsisches
Sozialministerium (Hg.): Berichte zur Suchtkrankenhilfe -Alkohol- und Medikamentenabhängigkeit im
Arbeitsalltag, S. 53-65.

Als Maßnahmen sind in diesem Zusammenhang denkbar:

- Weiterqualifizierung von Führungskräfte mit dem Ziel des Ausbaus sozialer Kompetenzen
- Informationsveranstaltungen für unterschiedliche Führungsebenen
- Formulierung einer „Suchtpolitik" im Betrieb
- Verbesserung des Handlings eigener Belastungssituationen
- Verbesserung des Handlings von Krisen der Mitarbeiter

d. Qualitätssicherung und Öffentlichkeitsarbeit

Um Suchtprävention erfolgreich Teil der Unternehmenskultur werden zu lassen, müssen alle Adressaten – sprich Betriebsangehörige - aktiv in das Konzept eingebunden werden. Nur so finden sie sich in diesem Veränderungsprozess wieder und akzeptieren ihn.

Akzeptanz kann geschaffen werden durch:

- zentrale Dokumentation und Information durch eine Schlüsselperson
- Audit durch Externe
- Fortlaufende Evaluation und Qualitätssicherung
- Innerbetriebliches Marketing („tue gutes und sprich darüber")
- Vorstellung des Konzeptes vor interessierten Fachkreisen der Region

Abschließende Anmerkungen

„Da die Arbeitgeber ihren Beschäftigten, ihrer Umwelt insbesondere unter Schutzgesichtspunkten, besonders verpflichtet sind, kann der Konsum illegaler Drogen nicht mehr allein als ernstzunehmendes gesellschaftliches Problem bezeichnet werden. Die Arbeitnehmer und der Arbeitgeber als Garant eines sicheren Betriebsablaufs müssen auch die aus dem Drogenkonsum herrührenden Sicherheitsrisiken bedenken."[12]

---

[12] G. Meyer, A. Schack, "Arbeitsschutz- und arbeitsrechtliche Perspektiven des Konsums illegaler Drogen aus der Sicht der Sozialpartner der chemischen Industrie" in: BGZ Report Gefährdung der Sicherheit durch den Konsum illegaler Drogen, Hauptverband der gewerblichen Berufsgenossenschaften, 01/1998

Betriebliche Suchtprävention sollte in die betriebliche Gesundheitsprävention insgesamt eingebettet werden.

„Die Bildung eines Arbeitskreises als Motor innerbetrieblicher Suchtprävention, dessen Aufgaben auf eine umfassende, innerbetriebliche Gesundheitsförderung ausgerichtet sein könnte, ist dabei außerordentlich hilfreich, insbesondere dann, wenn diese Arbeitskreise im Erfahrungsaustausch mit Arbeitskreisen anderer Betriebe oder Institutionen ihr Wissen vermehren und ihre Handlungsmöglichkeiten erweitern."[13]

Suchtprävention im Betrieb ist dann erfolgreich, wenn ihre Maßnahmen auf der individuellen Ebene (Anreize zur Verhaltensänderung, Erweiterung individueller Kompetenzen) ansetzen und auf betrieblicher Ebene vernetzt werden.

Betriebliche Suchtprävention sollte als Regelkreis verstanden werden, in dem die Zielgruppe Rückkopplungen zum Einsatz der Stellglieder (getroffene Maßnahmen) gibt. Auf diese Weise kann der Maßnahmeneinsatz verfeinert werden und somit immer besser werden im Sinne der Erreichung einer gesundheitsfördernden Verhaltensänderung und damit einer gesünderen Arbeitsumgebung.

Literaturverzeichnis

Alkohol und Medikamente am Arbeitsplatz, DAK

Bundesarbeitsgemeinschaft für Rehabilitation (Hg.) (1996): „Arbeitshilfe für die Rehabilitation von Suchtkranken Alkohol-Drogen-Medikamente", Bundesarbeitsgemeinschaft für Rehabilitation, Frankfurt

Fuchs, R., Rainer, L., Rummel, M., Schönherr, U. (1998): „ Betriebliche Suchtprävention: Ein Arbeitsfeld in der Diskussion". In: Fuchs, R., Rainer, L., Rummel, M. /Hg.): „Betriebliche Suchtprävention", Verlag für angewandte Psychologie, Göttingen, S. 13 - 29

---

[13] P. Schwenkmezger, B. Schackmann, „Betriebliche Suchtprävention – Ansätze und Maßnahmen" in: G. Steffgen, M. Meis, Cl. Bollendorff (Hrsg.) „Psychologie in der Arbeitswelt", Fondation pour le développement de la coopération Allemagne-Luxembourg dans le domaine des sciences, 1998

Gerber, U. und Stünzner, W.v. (1999): „Einführung in die Gesundheitswissenschaften. 1.Studientext des Weiterbildenden Fernstudiums Angewandte Gesundheitswissenschaften", Bielefeld, Magdeburg

http://www.medicine-worldwide.de/krankheiten/psychische_krankheiten/sucht.html

John, U. (2000): „Riskanter Konsum, Missbrauch und Abhängigkeit von psychotropen
Substanzen". In: Schwartz, F.W., Badura, B., Leidl, R., Raspe, H., Siegrist, J. (Hg.):
„Das Public Health Buch". Urban & Fischer, München, Jena, S. 476 - 484

Meyer, G., Schack, A. (1998): "Arbeitsschutz- und arbeitsrechtliche Perspektiven des
Konsums illegaler Drogen aus der Sicht der Sozialpartner der chemischen Industrie".
In: BGZ Report Gefährdung der Sicherheit durch den Konsum illegaler Drogen,
Hauptverband der gewerblichen Berufsgenossenschaften, Sankt Augustin, S. 53 - 64

Niedersächsische Landesstelle gegen die Suchtgefahren (1997): „Suchtprävention -
Wirksam und das Geld wert!"

Pegel-Rimpel, U. (1999): „Zum Stand der betrieblichen Maßnahmen in
Niedersachsen". In: Niedersächsisches Sozialministerium (Hg.): Berichte zur
Suchtkrankenhilfe - Alkohol- und Medikamentenabhängigkeit im Arbeitsalltag, S.
53-65

Schwenkmezger, P., Schackmann, B. (1998) „Betriebliche Suchtprävention –
Ansätze und Maßnahmen". In: Steffgen, G., Meis, M., Bollendorff, Cl. (Hrsg.)
„Psychologie in der Arbeitswelt", Fondation pour le développement de la coopération
Allemagne-Luxembourg dans le domaine des sciences, Editions Promoculture,
Luxembourg, S. 95 - 110